MÉMOIRE

SUR

LES EAUX MINÉRALES ACIDULES

de Vala.

MÉMOIRE

SUR

LES EAUX MINÉRALES ACIDULES DE VALS,

PRÉCÉDÉ

D'UNE NOTICE SUR LA TOPOGRAPHIE
DES ENVIRONS.

PAR M. TAILHAND,

DOCTEUR EN MÉDECINE DE LA FACULTÉ DE PARIS,
INSPECTEUR DESDITES EAUX.

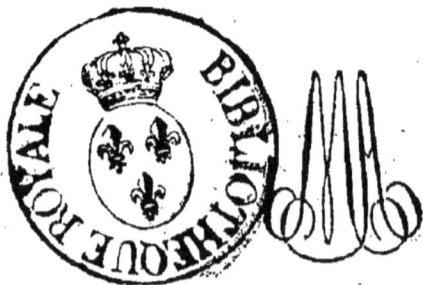

VALENCE,

DE L'IMPRIMERIE DE MARC AUREL. — 1825.

MÉMOIRE

SUR LES EAUX MINÉRALES ACIDULES DE VALS, PRÉCÉDÉ D'UNE NOTICE SUR LA TOPOGRAPHIE DES ENVIRONS.

VALS est un Bourg de l'ancien pays du Vivarais, aujourd'hui département de l'Ardèche, placé au 44.e degré 40 minutes de latitude, et 22.e degré 4 minutes de longitude; son élévation au-dessus de la mer est de cent quarante-cinq toises.

Ce Bourg est situé à deux mille toises de la ville d'Aubenas, près de la rivière la Volane, entouré de coteaux formés de roches granitiques, assez décomposées à leur surface, et dans lesquelles abonde le Mica jaunâtre, se dilatant en blocs ou fragmens plus ou moins gros, affectant des formes cubiques, triangulaires, trapézoïdes; l'élévation de ces coteaux est de cent treize toises au-dessus de la Volane.

La culture par échelons de ces coteaux, offre aux regards étonnés des voyageurs un tableau aussi admirable que varié; on est frappé surtout du spectacle enchanteur d'une superbe végéta-

tion, soit en prairies, vignes, mûriers, châtaigniers, arbres fruitiers et en plantes céréales ;
et quand on réfléchit combien il doit en coûter
de peines et de sueurs aux cultivateurs de ces
contrées, pour ramasser çà et là la terre végétale,
la transporter eux-mêmes sur ces gradins, soute-
nus par des murs de soutenement qu'il faut souvent réédifier ou entretenir, on conçoit alors
combien le travail est pénible, et quel courage et
quelle persévérance il faut avoir pour obtenir le
fruit de ses travaux.

D'après la description géométrique de la France
et la carte de Cassini, Vals serait à-peu-près au
centre d'un bassin triangulaire qui a pour som-
met Pounhet, Gourdon et Dent-de-Rez ; les côtés
ont, de Dent-de-Rez à Gourdon, 17,148 toises ;
de Dent-de-Rez à Pounhet, 20,605 toises ; de Gourdon à Pounhet, 16,283 toises ; ces trois sommets
dominent toutes les parties intérieures du bassin ; Pounhet est à l'ouest, vis-à-vis le grand Ta-
nargue, dont la hauteur est de 696 toises, Pounhet
paraît avoir quelques toises de moins.

Gourdon, placé à l'est, est élevé à 375 toises
au-dessus de la mer, on y remarque une pente
granitique recouverte de bazaltes columnaires.

Dent-de-Rez est au midi, c'est une sommité
calcaire, je n'en connais pas la hauteur ; mais
elle paraît, à peu de chose près, aussi élevée que
la partie calcaire du Coiron.

De lambeaux d'antiques coulées volcaniques couronnent, presque sans interruption, la crête de ce bassin, et malgré quelques interruptions, tout annonce l'ancienne contiguïté de ces bazaltes, la plupart columnaires ; ce bassin est également échancré dans son pourtour par de profondes vallées, creusé dans toute son étendue par des matières volcaniques qui, formant aujourd'hui les somnités les plus élevées, attestent au naturaliste une configuration antérieure de cette partie du globe.

La grande révolution, qui a laissé des traces si profondes de bouleversement, a précédé l'éruption des volcans modernes, et le lieu le plus convenable pour observer cette quantité de volcans avec cratère bien conservé sur ces cônes plus ou moins réguliers, formés par la chûte des laves poreuses, boursouflées et cordées, les scories, les pouzzolanes, etc., est la montagne de Ste.-Marguerite, à la distance d'une heure au plus du bourg de Vals, et d'une élévation de 379 toises au-dessus de la mer.

Les eaux, en parcourant ces vallées, acquièrent une impétuosité non-seulement dépendante de leur masse, mais encore elle s'accroît par des pentes infiniment rapides, et tombent les unes sur les autres sous divers angles plus ou moins aigus, en se communiquant des mouvemens très-compliqués.

La différence que l'on observe dans l'élévation des sites de ce bassin, en partant du fond et parcourant les divers gradins jusqu'à la crête de cet immense amphithéâtre qui termine l'horizon, donne lieu à une différence de température très-appréciable d'un site à l'autre. Un phénomène non moins sensible, est la variété qu'on remarque dans la végétation; et en se fixant sur la température des sources que l'on trouve dans toutes les positions, et qui, en général, est permanente, on aura la température qui convient à l'olivier, au mûrier, au figuier, au châtaignier, au sapin, etc.

Les naturalistes qui ont parcouru le vivarais ont remarqué que c'était dans ce bassin ou ses environs, que l'on trouvait tout ce que la France offre de plus curieux sous le rapport des phénomènes dus à l'action des volcans. Aussi voit-on, chaque année, des savans, français, allemands, anglais, etc, venir visiter nos contrées pour étudier les résultats d'un bouleversement dont l'époque se perd dans la nuit des temps.

C'est enfin dans ce bassin ou ses environs que l'on voit des volcans avec cratères, aussi bien conservés que s'ils venaient de s'éteindre, ces colonnades de bazaltes, ces pavés des géans, ces roches noires, ces coulées immenses de laves et mille autres phénomènes frappans dont on n'a aucune idée ailleurs.

En donnant ici un aperçu des lieux les plus intéressans à visiter, j'ai cru être utile aux personnes qui, en prenant les eaux, désireraient avoir un itinéraire afin de diriger leurs excursions. Si elles veulent avoir une explication exacte des lieux, elles doivent se procurer l'ouvrage sur les Volcans du Vivarais, par l'abbé Soulavie, et surtout celui de Faujas de Saint-Fond, ayant pour titre : *Recherches sur les Volcans éteints du Vivarais et du Velay.*

CANTON D'ENTRAIGUES.

Entre Vals et Entraigues, en suivant les bords de la Volane, tout près du pont de Bridon, on observe une suite de colonnades bazaltiques dont les sommités forment un pavé naturel ; plusieurs de ces colonnes ont au moins trois cents toises de longueur, et sont séparées par des buttes de granit ; la plus remarquable se trouve près du pont ; elles occupent l'un et l'autre bord de la rivière, on en trouve d'autres jusqu'à Entraigues, dont plusieurs sont recouvertes d'un plateau de verdure qui fait l'ornement d'un paysage pittoresque et agréable ; la plus belle masse se trouve près de la montagne de Coupe.

Cette montagne offre l'aspect d'un volcan nouvellement éteint ; elle a à-peu-près une demi-lieue de tour, d'une forme conique, placée entre deux montagnes granitiques. En suivant la pente du côté d'Aisac, on remarque un courant de laves qui commence à l'échancrure du cratère et qui descend jusqu'à la chaussée bazaltique; le cratère est rempli de matières volcaniques au milieu desquelles se trouve un bois de châtaigniers d'une superbe végétation.

L'abbé Soulavie dit avoir fait visiter une concavité dans cette montagne, qui a la forme d'un boyau, et par les échantillons qu'on lui apporta, il reconnut que Coupe était composée de trois couches concentriques : la première et la plus basse est un amas de pierres poreuses de même nature que les bazaltes; la seconde, une couche de bazaltes compactes noires; la troisième, de laves spongieuses rouges.

A l'est d'Entraigues et tout près, se voit le volcan de Craux; celui-ci est dépourvu de cratère, et on observe au pied de cette montagne une belle colonnade de bazaltes.

CANTON DE THUYEST.

Volcan de St.-Léger.

A une lieue et demie de Vals, sur la rive droite de l'Ardèche, dans la commune de Meyras et à côté de la route royale de Viviers au Puy; se trouve le cratère de Saint-Léger ou Neyrac. Ce

volcan est placé à la fin de cette chaîne de montagnes granitiques, qui partent du grand Tanar-
gue, au pied du volcan de Siliol, et à six toises
environ au-dessus des moyennes eaux de la rivière.
Son enceinte est circulaire, formée de roches granitiques qui sont disposées en amphithéâtre, et
terminée à pic. L'intérieur de ce beau volcan
est composé de plaines cultivées; on y trouve
des sources d'eaux acidules froides qui sortent
du lieu le plus élevé, et des sources d'eaux
thermales qui sourdent du centre, et où l'on
remarque encore des vestiges de constructions
qui annoncent que ces eaux ont été fréquentées
autrefois. Ce qu'il y a de plus remarquable à ce
volcan, c'est non-seulement le peu d'élévation
de son cratère, mais surtout d'apercevoir des
émanations abondantes de vapeurs méphitiques
qui peuvent donner la mort à tout être animé
qui les respirerait quelques instans. On aperçoit
ces émanations à travers les terres comme à travers les pièces d'eau; lorsqu'elles sortent, s'il ne
fait aucun vent, ni brouillards, et qu'il ne tombe
pas de pluie, elles restent assez long-temps à la
superficie; on peut s'assurer de l'effet méphytique
de ce gaz, soit en plongeant une bougie allumée,
ou un chat, un chien, etc.; la bougie s'éteint de
suite, et l'animal périt infailliblement bientôt, si
l'on ne se hâte de le retirer. Le lieu le plus pro-
pre à faire ces expériences, est la grotte de

Neyrac; on observe encore que la végétation d'alentour serait languissante, si les propriétaires de ces terreins ne prenaient pas soin de nettoyer les creux par où s'échappe le gaz.

C'est mal-à-propos que plusieurs naturalistes ont regardé le volcan de Saint-Léger comme étant un solfatare, c'est-à-dire, qu'il tiendrait le milieu entre les volcans en action et les volcans totalement éteints : il est démontré aujourd'hui que le gaz qui s'échappe n'est autre chose que le gaz acide carbonique.

Non loin de Neyrac, et sur le bord de la route royale d'Aubenas à Thuyest, on trouve le pavé de la Baume; c'est le plus curieux qui puisse exister, tant par la configuration de ses prismes, par leur disposition et leur arrangement, que par la grandeur et l'ensemble de leur masse.

La coupe de Jaujac et la gravene de Thuyest placées à une heure de distance au plus l'une de l'autre et du pont de la Baume, offrent également des cratères d'une admirable conservation.

GOURDON ET LE COIRON.

A trois lieues environ de Vals et à l'est, on trouve Gourdon, formé d'un pic volcanique et isolé, très-curieux à parcourir. C'est près de là et à l'Escrinet que se termine le terrein granitique et que se fait le contact des rochers calcaires qui bordent tous les volcans de Coiron.

L'aspect qu'offrent ces volcans, présente à l'imagination quelque chose de grand, d'immense, et de quelque côté que vos regards se fixent, tout vous atteste le résultat de la plus étonnante révolution ; ce n'est plus de ces courans de bazaltes qui se sont modulés avec ordre dans la plaine inférieure ou dans les vallées profondes ; mais tout est bouleversé dans ces coulées énormes qui, dans des temps antérieurs à l'éruption des autres volcans, se sont étendues sur de vastes plaines dominées par des montagnes, et qui n'offrent aujourd'hui que d'affreux précipices qui ont interrompu la symétrie des courans.

Sur le revers de la montagne du Coiron, près de l'Escrinet, on trouve, entre les couches de laves et la roche de granit inférieure, un lit de cailloux roulés granitiques et volcanisés. Le sable intermédiaire incohérent paraît encore tout frais, et la couche bazaltique s'est modulée vers le haut de la couche de gravier, entre les cailloux, en agglutinant, jusqu'à une certaine profondeur, le sable intermédiaire. S'il fallait classer ces faits d'après leur ordre chronologique et les lois de la superposition, l'imagination se fatiguerait en vain.

C'est sur ce plateau, horriblement déchiré et bouleversé, qu'on trouve cette crevasse immense appelée Chaud-Coulant, qui est le volcan prinpal qui a vomi cet amas horizontal de roches bazaltiques ; et les villages de Bersemme , Freicinet ; Maltaverne, Aubignac, Saint-Poux, Seütre ; Roche-Sauves, Saint-Jean-le-Noir ; Maillas , Saint-Laurent, D'Arbre, Mirabel, etc., sont situés parmi les bazaltes , les laves et les pouzzolanes.

CANTON DE VALLON.

Parmi les phénomènes que l'on observe dans ce canton qui est à une distance de quatre lieues de Vals, il en est deux surtout qui sont très-curieux à visiter : le pont naturel de l'Ardèche, ou pont d'Arc, et la grotte de Vallon.

Le pont d'Arc est formé par deux hautes montagnes coupées à pic, qui se resserrent à droite et à gauche de la rivière d'Ardèche, et se rejoignent pour former une voûte offrant le spectacle d'un pont naturel de marbre grisâtre ; il s'élève à près de deux cents pieds. L'arche de ce pont est la plus hardie peut-être qui existe en France : sa hauteur est de cent quatre-vingt-dix pieds, depuis la clef jusqu'au niveau moyen de l'Ardèche ; sa largeur prise d'une pile à l'autre est de cent soixante-trois pieds.

Il est incontestable que la nature a fait tout le travail de ce magnifique monument.

Non loin de ce pont on trouve plusieurs cavernes remplies de stalactites et de coquillages; la plus curieuse et la plus vaste est celle que l'on appelle la grotte de Vallon. Mais celle-ci mérite une description particulière, à cause de la variété des stalactites et de beaucoup de curiosités qu'elle présente : c'est aussi celle que les curieux vont plus particulièrement visiter. La description donnée par l'abbé Soulavie me paraissant la plus précise, je la transcris.

« Après avoir pris les précautions nécessaires, pour observer à l'aise toutes les curiosités, et nous être munis de briquets, de falots, de torches, de bougies, de thermomètre, etc., nous partîmes du château de Vallon pour les grottes. On emploie une heure pour arriver au pied de la montagne; on y parvient avec beaucoup de difficultés, à cause de la rapidité de la pente; lorsqu'on est arrivé à l'entrée des grottes, situées à près de 50 toises au-dessus du niveau de la rivière, on observe une roche coupée à pic, c'est l'énorme carrière de pierres calcaires grisâtres, qui sert de toit à la grotte souterraine. Nous nous y introduisîmes d'abord en nous couchant sur le ventre, car le passage est très-étroit. On nous dit même qu'une dame de Vallon, de beaucoup d'embonpoint, ayant voulu y entrer, s'était tellement embarrassée, qu'il avait fallu enlever des pierres pour la délivrer. Après avoir rampé quelques toises, l'ouverture s'agrandit tout-à-coup; un majestueux corridor s'offrit à nos regards : à la lueur des bougies que nous avions

allumées, nous jugeâmes qu'il s'étendait à perte
de vue. Mille espèces d'insectes avaient choisi ce
vestibule pour y passer le reste de l'automne et
l'hiver. Nous observâmes des chauves-souris en-
gourdies, suspendues par leurs petites griffes,
et nos conducteurs nous avertirent de prendre
garde aux serpens qui viennent en foule passer
l'hiver dans ces lieux. Il faut remarquer que tous
ces animaux fixent leur demeure vers la porte
de la caverne ; on ne les trouve jamais à des
profondeurs totalement privés de lumière.

» Après avoir fait quelques pas dans la grotte,
nous observâmes de loin des stalactites gigantesques, en forme de pyramides, qui nous parû-
rent fuir au loin, dans ces lieux obscurs. Quel-
ques-uns de notre société crurent apercevoir alors
une foule de fantômes ; illusion qui provenait de
ce que ces stalactites éclairées, placées entre les
yeux de l'observateur et un lointain ténébreux,
n'avaient dans leur voisinage aucun autre corps
auquel l'esprit pût les comparer, pour juger de
leur grandeur et de leur nature. Aussi ne fus-je
pas surpris d'apprendre que les femmes du village
et même des hommes peureux, étaient souvent
épouvantés des objets illusoires qui s'offrent dans
ces souterrains.

» Ce beau corridor, d'une largeur variée depuis
dix jusqu'à trente pas, se subdivise en plusieurs
petites avenues latérales, la plupart creusées en

pente, vont aboutir à des tribunes supérieures,; semblables aux chaires des églises. Les allées sont ornées d'une tapisserie de stalactites très-blanches, sculptées, la plupart en relief, et remarquables par leurs formes singulières.

» En nous enfonçant toujours dans cet antre long et spacieux, nous arrivâmes enfin à ces revenans et ces diables qu'on avait vus de loin ; c'était un amusement de voir les gens revenir de leur erreur, les uns après les autres ; je les vis toucher, avec un certain contentement, les objets de leur frayeur. Ces stalactites pyramidales méritent réellement une place distinguée parmi les plus magnifiques productions de la nature : elles ont plus de six pieds d'élévation sur quatre à cinq de diamètre vers la base. Les unes et les autres ont une stalactite correspondante, suspendue à la voûte, de manière que leur aiguille pointe l'une sur l'autre. D'autres fois, une grosse colonne, entourée de petites colonnes, comme les piliers des églises gothiques, s'élève depuis le sol jusqu'à la voûte. D'autres stalactites imitant des branches d'arbres, sortent d'une souche commune ; d'autres enfin, attachées à un petit pédicule, représentent des melons gigantesques qui semblent menacer la tête de l'observateur. Plusieurs stalactites creuses, suspendues aux voûtes, laissent suinter de leur centre quelques gouttes d'une eau très-limpide qui, tombant sur des amas de cailloux roulés, forme sur le sol de petits monceaux qui s'élèvent bientôt en colonne et rejoindront les stalactites supérieures. »

Il y aurait une infinité d'autres objets à décrire, non moins curieux que ceux que j'ai énumérés, mais je me suis borné à donner une légère esquisse des lieux et des phénomènes les plus frappans qu'on y observe, afin de stimuler la curiosité des personnes qui fréquentent les eaux, et dont la santé et le désir d'acquérir des connaissances en histoire naturelle, permettrait de faire des excursions dans un voisinage si riche en merveilles.

ANALYSE PHYSICO-CHIMIQUE

DES EAUX ACIDULES FROIDES DE VALS.

Une délibération du conseil général de la commune atteste que les fontaines furent découvertes en 1601. J. Reinet, apothicaire (1), fait mention des sources de la Marquise, de la Marie, de la Saint-Jean et de la Dominique. Fabre, médecin, dans son traité des eaux minérales du Vivarais (2), ajoute celle de la Magdeleine, qui n'existe plus aujourd'hui.

(1) Volume in-12, Avignon 1639.
(2) Avignon, in-4.° 1657.

Les fragmens de poudingue qu'on observe sur la rive droite de la Volane, près la Marie, semble attester qu'il a existé sur ces lieux quelques bâtimens ; mais la crue extraordinaire des eaux de cette rivière et du ruisseau des Sausses ont mis à découvert le filon d'où elles s'échappent.

Ces fontaines sont placées à 400 toises du bourg de Vals et à 363 toises de l'embouchure de la rivière Volane dans l'Ardèche.

Les eaux minérales sourdent des fentes d'un filon de quartz laiteux et de feldspath blanc ; ces deux substances offrent parfois, çà et là, une couleur marbrée ; on observe aussi dans l'interstice de ces matières, de la pyrite martiale.

Ce filon se dirige du levant au couchant, en coupant la direction de la vallée qui descend du nord au sud ; il traverse la rivière, en présentant à son cours une digue de huit à dix pieds. On aperçoit également à travers la limpidité des eaux de la Volane une quantité prodigieuse de bulles de gaz qui viennent éclater à la surface de l'eau.

Il existe cinq sources principales qui sont la Marie, la Marquise, la Saint-Jean, la Camuse et la Dominique.

La Marie est placée sur la rive droite de la Volane, à la partie ouest du filon. On trouve tout près les restes d'un poudingue formé de sables, de graviers et de cailloux de granit, liés

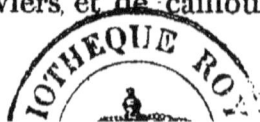

par un ciment qui le rend aussi dur qu'un rocher. Son gaz s'échappe en petites bulles que l'on voit s'attacher au parois du verre. Son goût est très-piquant, aigrelet; elle est très-agréable à boire.

La Marquise est sur la rive gauche de la rivière, vis-à-vis la Marie et dans le même filon; cette fontaine est recouverte d'une voûte; son eau est très-limpide, son gaz s'échappe par de grosse bulles qui viennent éclater à sa surface avec murmure et pétillement; elle est très-piquante et laisse un goût salé et ferrugineux; elle est d'ailleurs très-agréable à boire. C'est celle qui supporte le mieux le transport : on la conserve très-long-temps, pourvu que les bouteilles soient exactement bouchées.

La Saint-Jean est au-dessus et tout près de la Marquise; elle donne très-peu d'eau; son goût est moins prononcé que celui de la Marquise; elle est d'ailleurs peu fréquentée aujourd'hui.

La Camuse est placée sur la rive gauche du ruisseau des Sausses, non loin de la Marquise; elle est recouverte d'un petit bâtiment, son goût est plus ferrugineux que la Marquise, mais moins piquant; son gaz s'échappe aussi plus vite, et son eau devient louche plutôt.

La Dominique est un peu plus éloignée que la Camuse; on la trouve en remontant le ruisseau des Sausses, immédiatement au pied de la montagne, et à 116 toises de la Volane; l'eau s'échappe par un petit filet d'un rocher de même nature, dont la surface paraît plus décomposée, et ayant un aspect noirâtre et terreux. Son goût est moins piquant que celle des autres fontaines, mais elle en laisse un ferrugineux, très-prononcé, qui la rend très-désagréable à boire.

Les bassins ou réservoirs des quatre sources sont creusés dans la roche quartzeuse feldsphatique; on y aperçoit un sédiment ochreux jaunâtre. Si les eaux restent stagnantes, on voit à la surface beaucoup de matières floconneuses d'un jaune rouillé.

Plusieurs expériences, répétées à différentes époques, ont démontré que les fontaines Marquise, Marie, Camuse, S.-Jean et Dominique fournissaient constamment la même quantité d'eau. On s'est servi pour l'expérience d'un vase contenant cent quatre-vingts pouces cubes; l'eau de la Marquise a mis cent secondes pour le remplir; il a fallu cent vingt-cinq secondes pour la Marie, cent cinquante-deux pour la Camuse, sept cent soixante-quatre pour la Saint-Jean, et sept cent quarante-une pour la Dominique.

La Saint-Jean offre des intermittences, et on a observé aussi que lorsqu'une des fontaines donne en plus, les autres donnent moins. J'ai remarqué qu'en 1821 la Marquise donna trente-cinq pieds cubes de plus dans les vingt-quatre heures, qu'en 1811; mais nous observâmes aussi que la Marie donna en moins 14 pieds cubes, la Camuse 3 pieds, la Saint-Jean 12 pieds, à cause de son intermittence, et la Dominique 6 pieds, ce qui forme le total des trente-cinq pieds que donna en plus la Marquise.

La température des sources varie en raison des variations atmosphériques; et pour en faire l'expérience, je plongeai dans le bassin une bouteille de gomme élastique à large goulot, contenant le thermomètre à boule, de deux à trois lignes de diamètre, isolé de sa monture. Après l'avoir laissé six à huit minutes, le mercure étant stationnaire, nous observâmes les degrés, sans sortir la boule de l'eau. Le résultat de cette expérience, répétée à différentes époques de l'année, nous a démontré que la température varie de six à quinze degrés dans les différentes saisons.

La même expérience, faite dans le mois d'août 1824, a donné le résultat suivant : la Marquise était à 14 degrés 2 d.^{e}, la Camuse 14 degrés 4 d.^{e}, la Saint-Jean 15 degrés, la Marie 13 degrés 6 d.^{e}, la Dominique 14 degrés 9 d.^{e}; la température atmosphérique était de 21 degrés 9 d.^{e}, et celle de la Volane était de 18 degrés 1 d.^{e}.

Cette variation de température observée à toutes les sources, indique assez que leur conduit n'est pas profond.

La pesanteur spécifique des eaux minérales étant essentielle à connaître, afin d'apprécier la quantité de principes fixes tenus en dissolution, nous avons suivi deux moyens pour y parvenir d'une manière exacte; le premier a été la pesée ordinaire, le second fut l'emploi de l'aréomètre: ces deux procédés ont donné le même résultat. Ainsi, sur vingt pouces cubes d'eau distillée, la Marquise a donné 24 grains en plus de poids; la Saint-Jean, sur la même quantité, a donné en plus 48 grains; la Camuse 40 grains; la Marie 12 grains; et la Dominique peu appréciable.

Après avoir procuré le dégagement du gaz acide carbonique par l'acide sulfurique, nous avons recommencé la pesée, toujours comparativement avec la même quantité d'eau distillée; le résultat nous a fait connaître une différence de moitié moins de poids que l'on avait observé en plus dans la première opération.

L'opération la plus essentielle était sans doute de reconnaître la quantité exacte du gaz acide carbonique qui entre dans la composition de chaque source, puisque c'est à la présence de ce gaz qu'est due particulièrement la propriété des eaux, excepté cependant la Dominique où se trouve plus abondamment le principe ferrugineux qui lui donne une action différente.

Cette opération a été faite avec l'appareil hydropneumatique; on réitéra l'analyse avec la cuve remplie de mercure, afin de forcer le gaz à le traverser, et par ce double moyen obtenir exactement la quantité de gaz.

Le résultat de cette double opération a démontré que sur cent trente-six pouces cubes d'eau minérale que contenait le réservoir, la Marquise en a fourni cent soixante pouces cubes, la Marie cent quarante-sept pouces, la Saint-Jean cent vingt-huit pouces, la Camuse cent trente-trois.

L'analyse chimique pour reconnaître la quantité exacte des sels qui entrent dans la composition des eaux minérales, a été vainement tentée sur les lieux : toutes celles que l'on a faites jusqu'à ce jour sont trop défectueuses pour l'apprécier. Les réactifs qu'on a essayés ont donné, à la vérité, la certitude des substances salines qui entrent dans leur composition, et bien imparfaitement leur poids comparé à celui de l'eau : ce procédé demande tant de soins !... Et quand il faut traiter le résidu que l'on a obtenu par l'évaporation, le débarrasser, après la dessication, des matières hétérogènes qui s'y trouvent mêlées, cela demande tant de précautions pour réussir parfaitement, qu'il faut non-seulement des connaissances étendues en chimie, mais encore être exercé dans un laboratoire.

Les analyses données par Fabre, dans son traité des eaux minérales du Vivarais, et par Madier, ancien intendant des eaux de Vals, sont non-seulement défectueuses, mais elles sont si peu en rapport avec les progrès qu'a faits, de nos jours, la science chimique, que je crois inutile de les rapporter.

Toutes les sources contiennent d'ailleurs les mêmes principes salins; les proportions varient, mais à une différence si peu sensible, qu'il serait inutile de les analyser toutes. La Dominique seulement offre une différence très-notable en plus de sulfate de fer et de sulfate d'alumine. Si l'on s'en rapporte à Fabre, il assure avoir fait l'analyse de la Dominique, en 1657, et avoir recueilli six gros et plus de sulfate de fer (vitriol de mars), sur une livre d'eau; et Madier, qui en a fait l'analyse, en 1781, dit n'en avoir obtenu que 21 grains sur la même quantité d'eau. Quoiqu'il en soit, il est certain que ce sel abonde assez dans cette source, et que beaucoup de personnes éprouvent des vomissemens après en avoir pris quelques verres à courts intervalles.

Les eaux de la Marquise pouvant se conserver long-temps, sont les seules qui se transportent au loin. Ce sont aussi les seules qui aient été analysées avec soin par des chimistes de Paris. Le résultat de l'analyse a démontré qu'indépendamment de la quantité extraordinaire de gaz acide carbonique qu'elles contiennent, on a obtenu, sur deux livres d'eau, treize grains de chlorure de sodium; demi-grain de sulfate de fer, autant de sulfate d'alumine et un quart de grain de carbonate de fer.

PROPRIÉTÉ MÉDICALE

DES EAUX MINÉRALES ACIDULES DE VALS.

On entend par eaux minérales toutes celles qui, sortant du sein de la terre, ont la propriété de guérir des maladies. Quoique cette expression soit inexacte et que la dénomination de médicinale nous paraisse mieux adoptée, nous conserverons la première expression, afin de nous conformer à l'usage.

Bien que la chimie ait fait beaucoup de progrès de nos jours, au point de composer des eaux factices, de manière, assure-t-on, à imiter parfaitement les eaux minérales naturelles, plusieurs savans pensent qu'il est impossible, malgré l'essai qu'on en fait tous les jours, de composer exactement ce que la nature fait avec un art qui nous est totalement inconnu, et qui le sera probablement encore long-temps.

L'emploi des eaux dans beaucoup de maladies date depuis bien des siècles. Les Grecs, dont les connaissances en médecine étaient bien au-dessus de celles des nations qui les avaient précédés, en faisaient usage dans beaucoup de cas, et les honoraient comme un bienfait de la divinité. Hypocrate, le père de la médecine, parle

de leur emploi et de leur composition (1). Les
Romains surtout en faisaient un usage habituel,
et dans les mêmes maladies que nous les em-
ployons aujourd'hui.

Les propriétés médicamenteuses et hygiéniques
des eaux minérales sont tellement démontrées,
que c'est à cette heureuse association que l'on
doit les étonnans succès que l'on a quelquefois
obtenus.

Peu de médecins contestent les propriétés hygiéniques des eaux, mais il en est encore qui
refusent de croire à leurs propriétés médicamenteuses; ils proclament avec affectation que leur
prétendue action sur l'économie animale n'est
autre chose que l'effet que produit le voyage,
le changement d'air, d'habitudes, et la distraction qu'offre une société choisie. Mais tous ces
changemens seraient-ils suffisans pour guérir des
rhumatismes chroniques, des paralysies, des
fausses ankiloses, des maladies entassées, etc.,
sans l'emploi des eaux thermales, ou bien pour
guérir des engorgemens, des flegmasies chroniques, des viscères abdominaux, les graviers, etc.,
etc., etc., sans faire usage des eaux acidules?
Je puis attester qu'il ne se passe pas d'année
que les buveurs d'eaux ne voient des exemples
frappans du bon effet des eaux de Vals.

(1) De aere, locis et aquis.

Toutefois il faut avouer qu'il arrive souvent que l'action médicamenteuse des eaux est secondée par le voyage, l'éloignement des lieux témoins des maux qu'on a soufferts, l'abandon momentané de toutes les affaires et de tout ce qui peut mettre en jeu une sensibilité trop active, l'espoir d'une guérison prochaine, un air pur, un régime doux, salutaire, la régularité dans l'emploi méthodique du temps, des eaux, dans les heures du repas, le lever, le coucher, souvent même dans les plaisirs, les divertissemens, etc. : la vie active que les malades mènent aux eaux, intervertit bientôt l'ordre de leurs idées, et les arrache aux affections tristes qui les minent sourdement. Ils se trouvent tout-à-coup lancés dans un monde nouveau, au milieu d'une foule mouvante, inoccupée, exempte de soins, affranchie d'affaires, libre de devoirs, où chacun ne songe qu'à son rétablissement, et travaille, sans s'en douter, au rétablissement des autres. On se voit, on s'encourage mutuellement en s'entretenant de ses maux : il est si doux d'en parler à qui nous écoute ! Et quel autre nous écouterait avec l'intérêt de celui qui souffre lui-même ? Que les heures qui s'écoulent dans de pareils entretiens se passent doucement ! Que de tristes pensées ils détournent ! Que de momens d'inquiétude et de découragement ils préviennent !

En recommandant l'usage des eaux, nous sommes loin d'approuver un zèle indiscret qui les prescrirait comme une panacée dans tous les genres d'affections; nous disons qu'elles sont très-utiles, lorsque leur emploi est dirigé avec prudence et discernement, et qu'elles peuvent devenir préjudiciables alors qu'on les prend dans les cas où elles sont contre-indiquées.

Je vais, dans un court précis, faire connaître, d'une manière générale, les propriétés des eaux minérales acidules froides de Vals, leur effet, donner les conseils qui peuvent en rendre l'administration avantageuse et salutaire, et déterminer la plupart des maladies, avec les circonstances qui en réclament l'emploi.

Les éloges que les auteurs donnent aux eaux de Vals, sont justement mérités; et leur efficacité, dans plusieurs maladies, a été tellement reconnue et appréciée par les praticiens qui ont eu occasion d'en constater les effets, qu'il ne peut y avoir de doute sur leur propriété dieurétique, rafraîchissante, anti-septique, anti-spasmodique, soit qu'elles agissent en excitant modérément les organes digestifs, soit en provoquant des évacuations abondantes, soit en transportant l'irritation des viscères sur les organes extérieurs, soit enfin par tous autres moyens qui, malgré les progrès de la médecine, nous sont encore inconnus.

Le peu de principes salins qui entre dans la

composition des eaux minérales de Vals, ne con-
tribue que pour très-peu de chose sans doute,
dans leur action sur l'économie animale ; mais
c'est essentiellement à la quantité très-abondante
de gaz acide carbonique qu'est due leur propriété
médicale.

L'expérience a démontré que ces eaux ne conviennent point dans les maladies aiguës, dans
les flegmasies avec douleurs vives, surtout dans
celles des organes de la poitrine, l'émoptysie ou
crachement de sang, la pthisie, les hémorragies
actives, etc., etc. Elles conviennent principale-
ment dans les maladies chroniques et surtout
dans celles des organes abdominaux ; elles agissent alors en provoquant une excitation lente
modérée, en ranimant la circulation languissante,
en imprimant une nouvelle direction vitale ; elles
rappellent à leur type physiologique les sécrétions
viciées ou supprimées ; elles déterminent des évacuations salutaires, soit par les urines, soit par
les selles. Que de malades abandonnés de tous
les médecins ont retrouvé la santé aux sources
minérales de Vals ! Que d'individus, épuisés par
des maladies graves et longuement souffertes,
ont recouvré par un voyage aux eaux minérales,
le ton, la mobilité, l'énergie, qu'on aurait peut-
être tenté de leur rendre d'une autre manière,
avec des succès moins assurés !

L'emploi des eaux demande quelquefois des

précautions avant et pendant leur usage , afin qu'elles puissent agir avec efficacité, et dans plusieurs cas il est utile de combiner quelques remèdes pour seconder leur action. C'est au médecin observateur à connaître et distinguer les cas où la nature n'a besoin que des eaux, de ceux ou la combinaison d'autres médicamens devient indispensable.

Il est surtout important de se prémunir contre ce préjugé que l'ignorance a fait naître et que la routine a conservé, particulièrement chez les cultivateurs des campagnes, de se gorger avant, pendant et après l'usage des eaux, de purgatifs plus ou moins actifs. L'expérience confirme tous les jours combien cet abus est nuisible, quand les fonctions de l'estomac et du tube intestinal s'opèrent dans l'ordre physiologique; il faut donc être très-circonspect dans l'usage des émétiques et des purgatifs : ce n'est que quand il existe un embarras gastrique ou intestinal bien déterminé, que l'on peut administrer l'un ou l'autre, selon l'indication qui se présente et la constitution du malade.

Parmi les personnes qui se rendent aux sources minérales, il en est qui se trouvent éprouvées par le voyage; celles-là doivent se reposer un jour ou deux, avant d'en commencer l'usage.

Il arrive quelquefois que des buveurs, après avoir pris à jeun quelques verrées d'eau miné-

rale, éprouvent une impression subite à l'estomac, avec perte de l'appétit; l'irritation de ce
viscère est comme anéanti pendant plus ou moins
de temps, et transmet par sympathie le même
effet sur l'organisme; ils n'éprouvent point de
douleurs, mais un certain état d'abandon et de
calme qui simule en quelque manière le narco-
tisme. Cet état n'a rien de dangereux ni d'in-
quiétant; il est occasionné par l'effet du gaz
acide carbonique , sur les membranes musqueuses
de l'estomac. Pour obvier à cet état, il suffit,
le plus souvent à certaines personnes, de laisser
un instant le verre au soleil, pour que le gaz
libre et non combiné puisse s'échapper, ou bien
de couper les eaux avec quelque tisanne adoucissante, et à d'autres, de prendre un bouillon
ou leur déjeûner ordinaire avant de les boire.

Plusieurs personnes, en prenant les eaux minérales, éprouvent une constipation plus ou moins
opiniâtre, et d'autres, au contraire ont des évacuations trop abondantes. Les premiers doivent
provoquer les selles par des moyens qui ne soient
pas trop excitables, et les seconds doivent prendre la tisanne gommeuse, mucilagineuse, ou tout
autre adoucissante, si la fréquence des évacuations
est due à une trop grande excitation, ou bien
on prescrira quelques toniques si la cause est
débilitante.

Ceux qui éprouvent une irritation trop vive

à l'estomac, qui ont le genre nerveux très-excitable; ceux qui ont fait abus des émétiques et des purgatifs, qui éprouvent beaucoup de dégoût avec la langue très-chargée, des déjections bilieuses avec irritation prononcée dans une des parties du tube intestinal; ceux enfin qui éprouvent une chaleur interne et comme brûlante, doivent, préalablement à l'usage des eaux, se préparer par des boissons adoucissantes continuées quelques jours. Ainsi l'eau de veau, de poulet, de riz gommé, le petit lait clarifié, l'orangeade, un régime doux et approprié, les lavemens et quelquefois des remèdes propres à seconder leur action, produisent de très-bons effets; et dès l'instant qu'on commence les eaux, on peut les couper graduellement avec les mêmes tisannes.

Les eaux se prennent ordinairement le matin et le soir, cinq heures après le dîner. La quantité que l'on doit prendre, soit le matin, soit le soir, dépend de la constitution, du tempérament et de l'idiosyncrasie de la personne qui en fait usage; en général, quatre, six, huit, et jusqu'à dix verres au plus est la dose du matin, et de deux à cinq le soir. Cette quantité suffit à toutes les constitutions; et quand on réfléchit que chaque verre ordinaire d'eau minérale contient à-peu-près dix pouces cubes de gaz acide carbonique avec trois grains d'autres substances, il est évident que cette dose, répétée quatre et

jusqu'à dix fois tous les jours, doit nécessairement produire un effet sensible sur un malade.
On voit bien toutes les années quelques personnes privilégiées qui en poussent la dose jusqu'à
cinquante, soixante et plus par jour, sans en être
incommodées; mais ce sont des exceptions qui
certainement ne doivent point tenter les buveurs.

On doit aussi, en prenant les eaux, mettre
un intervalle d'un verre à l'autre, afin de ne
pas trop surcharger l'estomac à-la-fois; cet intervalle doit être au moins d'un quart-d'heure.

Un préjugé populaire fixe ordinairement à neuf
jour le temps pendant lequel on doit continuer
les eaux; rien n'est plus absurde qu'une sembla-
ble détermination. Que la plupart de ceux qui
viennent fréquenter les eaux minérales, plutôt par
distraction et pour jouir des agrémens de la société qui s'y trouve réunie, que pour cause de
maladie, fixent un terme de neuf jours pour y
séjourner, on le conçoit; mais qu'une personne
affectée d'une maladie plus ou moins grave, plus
ou moins douloureuse, et qui dure depuis plus
ou moins de temps, se base sur un temps aussi
court pour obtenir sa guérison, ce serait sans
doute se bercer d'un vain espoir. Le temps que
l'on doit y séjourner, dépend de la nature de la
maladie qu'on éprouve, de son intensité et de
sa durée. En général, il faut au moins en faire
usage vingt à trente jours, pour en éprouver un

effet sensible, et il n'est pas rare qu'il faille les continuer plusieurs mois pour obtenir la guérison complète.

Il arrive souvent que le bon effet des eaux commence aux sources, et que la guérison s'achève lorsqu'on est de retour dans ses foyers. Il est donc important que les malades observent pendant quelque temps un régime approprié, afin de ne pas entraver le bon effet qu'ils ont commencé d'éprouver pendant leur séjour aux fontaines.

La saison la plus favorable pour se rendre aux eaux minérales, est ordinairement depuis le premier juillet jusqu'à la fin de septembre ; on peut en devancer ou reculer l'époque selon, la constitution atmosphérique : une pratique de vingt ans nous a démontré que lorsqu'elles sont indiquées, on peut les prendre à toutes les époques de l'année.

Le bon état de la route royale de Viviers au Puy, et des routes départementales, offre un abord aussi agréable que facile aux personnes qui désireraient se rendre à Vals. La commodité des logemens ne laisse rien à désirer. On trouvera également tout ce qui est nécessaire à la vie, soit des productions du pays, soit par les approvisionnemens qui arrivent chaque jour d'Aubenas. La viande de veau, de mouton, est très-estimée ; les volailles, les truites, les fruits esquis et les végétaux y sont très-abondans ; le vin est estimé.

Régime que doivent suivre les malades pendant l'usage des eaux.

Le régime est ce qu'il y a de plus convenable pour maintenir la santé, entretenir le bon état des organes de l'économie ; il est l'art aussi de diriger les malades au milieu des écueils qui les menacent, de les entourer de tout ce qui peut leur être avantageux, et de repousser au contraire tout ce qui peut leur être nuisible.

Les bornes que nous nous sommes prescrites dans ce mémoire, ne nous permettent pas de donner tout le développement qu'exigerait cette partie de la médecine qui a rapport aux preneurs d'eaux minérales. Il serait d'ailleurs bien difficile de spécifier le régime particulier et approprié qui convient à chaque individu ; c'est au médecin qui a la confiance du malade, et qui l'a suivi dans toutes les périodes de sa maladie, à régler non-seulement la quantité, mais encore la qualité des alimens qu'il doit consommer.

Les maladies chroniques étant le résultat de phénomènes morbifiques, dont le développement n'a eu lieu qu'à la longue, et dont les fâcheux résultats ne se sont fait sentir dans l'économie que progressivement et long-temps après qu'ils ont commencé, ou bien encore la conséquence de maladies aiguës mal guéries, et dont les symptômes, quoique bien affaiblis, subsistent encore d'une manière plus ou moins sensible et plus ou moins opiniâtre, il serait absurde, dans ces sortes de maladies, de suivre les préceptes de ces médecins d'une secte nouvelle et exclusive, qui mettent leur malade à une diète des plus rigides. Les maladies chroniques étant ordinairement très-longues, il est indispensable de permettre à ceux qui en sont atteints une quantité d'alimens plus ou moins considérable, afin que la nature puisse s'entretenir dans un état suffisant de force pour les combattre avec succès. Cependant quoique la mesure des alimens ne doive pas être fixée ici avec une précision minutieuse, il ne serait pas sans danger pour le malade d'en prendre au-delà de ce qui lui est nécessaire : ces excès, quoique légers, fréquemment réitérés, déterminent, dans l'économie, un mouvement d'irritation dont le principe est dans le tube intestinal.

L'usage que l'on a suivi jusqu'à ce moment, de commencer les eaux à six heures du matin, et de finir à neuf heures, est très-convenable, afin de régler les heures du repas. Un quart-d'heure après le dernier verre, on peut prendre un bouillon, un léger potage, un peu de vin vieux, ou tout autre substance légère. Le dîner doit avoir lieu à onze heures et demie, pour

3.

que la digestion puisse être faite à cinq heures, afin de reprendre de nouveau quelques verres d'eaux minérales.

Au dîner, on mangera des viandes tendres, rôties, grillées ou bouillies, des légumes cuits au gras ou maigre, du poisson frais, des œufs frais; au dessert, des fruits bien mûrs, des confitures, et du café même, si l'estomac y est accoutumé.

Le souper doit être léger, afin que l'estomac soit dans un état de vacuité le lendemain matin : les eaux passent mieux alors et produisent un meilleur effet. Ce repas doit consister particulièrement en potages, légumes, œufs frais, des compotes, des confitures, etc.

L'exercice ayant une grande influence sur les appareils organiques du corps, et sur les diverses fonctions de la vie, les malades doivent en faire : non-seulement il aide l'action des eaux, mais la digestion s'opère mieux, s'exécute sans peine et avec plus de régularité. Ainsi les promenades à pied, à cheval ou en voiture, seront salutaires. La danse, qui est l'expression naturelle de la joie, du plaisir, doit concourir également au bon effet des eaux, par son action excitante et tonique, sur l'économie animale. Toutefois on évitera les exercices trop violens, qui feraient trop suer et qui intervertiraient le mode d'action des eaux, qui est de passer essentiellement par les urines.

OBSERVATIONS GÉNÉRALES.

Flegmasies chroniques de l'estomac. Toutes les années, après la récolte, il arrive en foule à Vals, un grand nombre de cultivateurs pour prendre les eaux. Tous se plaignent de douleur à l'estomac; ils sont sans appétit et affaiblis par des sueurs immodérées. Cet état est provoqué par les ardeurs du soleil, par une abondante boisson qu'ils prennent pendant leurs travaux, et qui n'est pas toujours très-saine, par le déplacement de l'irritation extérieure qui excitait une transpiration excessive, mais qui se supprimant tout-à-coup par leur imprudence à se coucher, couverts de sueur, sur la terre, ou dehors, la nuit, sur la paille, à l'air libre, se porte, chez beaucoup d'individus, sur l'estomac et le tube digestif, y occasionne une flegmasie qui, prenant un caractère chronique, les engage à se rendre aux eaux minérales. D'autres s'y rendent après avoir fait abus des émétiques ou des purgatifs drastiques, ce qui est d'ailleurs la médecine ordinaire de nos montagnards, et qui doit nécessairement produire les mêmes effets. D'autres enfin, et de toutes les classes, y viennent pour les mêmes affections morbides, mais occasionnées par des écarts de tous genres contre les règles de l'hygiène.

L'observation a constamment démontré que
tous ces individus se trouvent, on ne peut mieux,
de l'usage des eaux minérales. Presque tous s'en
retournent ou guéris ou très-soulagés : la douleur et la débilité cessent, l'appétit revient, et
toutes les fonctions reprennent leur type physiologique.

Fièvres intermittentes. Les résultats heureux
qu'on obtient des eaux minérales, dans ces maladies, sont incontestables; mais leur usage demande
des précautions. On ne doit les prendre que quand
l'accès est complètement passé, les suspendre s'il
se prolonge trop long-temps. On observera s'il
n'y a pas un état de phlogose, d'éréthisme et de
sensibilité qui s'oppose à leur emploi. J'ai observé
constamment que les personnes qui les prenaient
à la suite des fièvres, alors qu'elles étaient encore
dans une débilité bien prononcée, ou lorsque
l'estomac se trouvait fatigué par l'usage trop long-
temps continué du quina, que ces personnes,
dis-je, en ressentaient tout le bien possible, et
qu'elles empêchaient le retour des accès.

Flegmasies chroniques des organes abdominaux
(Obstruction du foie, etc.). Sans entrer dans l'é-
numération des causes qui donnent lieu à ces
engorgemens, des signes généraux ou particuliers
qui les font reconnaître, et des circonstances qui
indiquent ou contre-indiquent l'emploi des eaux

minérales, nous dirons que l'expérience justifie toutes les années leur propriété salutaire, dans beaucoup de ces affections morbides. J'ai traité nombre d'individus affectés d'obstructions ou engorgemens très-sensibles du foie. Je les ai soumis à un traitement méthodique pendant assez long-temps; tous les moyens que j'ai mis en usage n'ayant procuré aucune amélioration, je leur ai conseillé l'usage méthodique des eaux, et j'ai eu le bonheur d'obtenir les meilleurs résultats sur plusieurs qui ne me laissaient presque point d'espoir, après leur en avoir fait continuer l'usage plusieurs mois.

Maladies des voies urinaires. L'efficacité des eaux minérales, dans les affections des reins et de la vessie, ne laisse aucun doute : c'est particulièrement dans ces affections qu'on obtient des effets surprenans. Dans les cathares musqueux ou glaireux, alors que la phlogose et l'irritation ont été détruites; lorsqu'il existe des graviers ou petits calculs, il n'est pas rare de voir rendre des pierres assez grosses. Je fus appelé, il y a quelque temps, pour deux jeunes gens; l'un et l'autre sentaient, dans l'urètre, un corps étranger dur. Ces deux pierres étaient parvenues jusqu'à l'extrémité du conduit dans la fosse naviculaire; je fus forcé de faire une légère incision sur l'un pour l'extraire, l'autre fut retirée avec la pince.

Ces deux pierres étaient de la grosseur d'une grosse noisette.

Une multitude d'observations prouvent également combien ces eaux sont salutaires dans la leucorrhée (fleurs blanches), dans les suppressions totales et imparfaites des règles, surtout quand ces maladies dépendent d'un état de débilité ou d'atonie. Aussi on voit, chaque année, beaucoup de personnes du sexe revenir aux sources par reconnaissance du bien être qu'elles en avaient éprouvé l'année précédente. Elles sont encore très-avantageuses dans certaines hystéries, et surtout dans l'hypocondrie.

—————

Nota. M. Vincent DUPLAN, Propriétaire des Eaux Minérales, se charge de les expédier pour tous les pays.

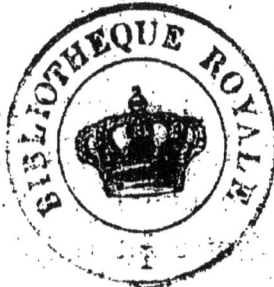

294

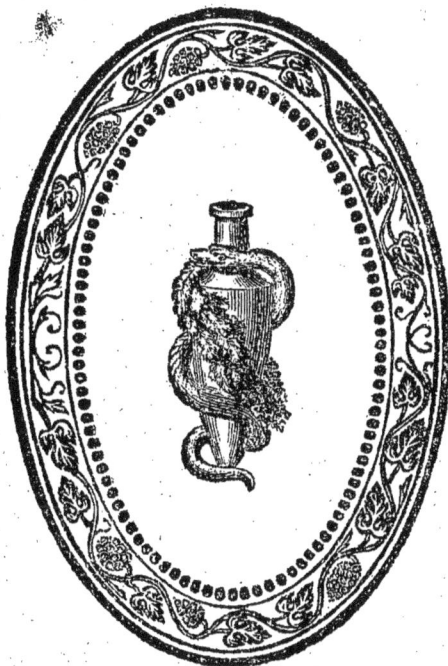

IMP. DE MARC AUREL. — 1825.